BEI GRIN MACHT SICH IHR WISSEN BEZAHLT

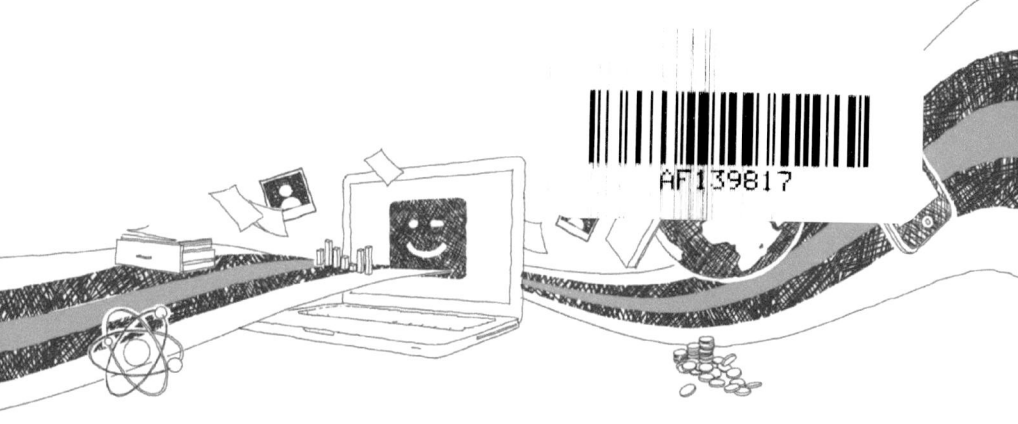

- Wir veröffentlichen Ihre Hausarbeit, Bachelor- und Masterarbeit

- Ihr eigenes eBook und Buch - weltweit in allen wichtigen Shops

- Verdienen Sie an jedem Verkauf

Jetzt bei www.GRIN.com hochladen und kostenlos publizieren

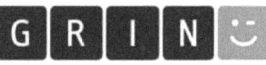

Bibliografische Information der Deutschen Nationalbibliothek:

Die Deutsche Bibliothek verzeichnet diese Publikation in der Deutschen National-
bibliografie; detaillierte bibliografische Daten sind im Internet über http://dnb.d-
nb.de/ abrufbar.

Impressum:

Copyright © 2016 GRIN Verlag, Open Publishing GmbH
Druck und Bindung: Books on Demand GmbH, Norderstedt Germany
ISBN: 9783668517479

Dieses Buch bei GRIN:

http://www.grin.com/de/e-book/374537/gesundheitsberatung-bei-chronischen-
krankheiten-potenziale-und-grenzen

Fabienne Schuhmacher

Gesundheitsberatung bei chronischen Krankheiten. Potenziale und Grenzen am Beispiel Koronare Herzkrankheit

GRIN Verlag

GRIN - Your knowledge has value

Der GRIN Verlag publiziert seit 1998 wissenschaftliche Arbeiten von Studenten, Hochschullehrern und anderen Akademikern als eBook und gedrucktes Buch. Die Verlagswebsite www.grin.com ist die ideale Plattform zur Veröffentlichung von Hausarbeiten, Abschlussarbeiten, wissenschaftlichen Aufsätzen, Dissertationen und Fachbüchern.

Besuchen Sie uns im Internet:

http://www.grin.com/

http://www.facebook.com/grincom

http://www.twitter.com/grin_com

Universität Bielefeld

Fakultät für Gesundheitswissenschaften

Weiterbildender Fernstudiengang

Master of Health Administration

1. studienbegleitende Prüfung

Hausarbeit zum Thema:
Gesundheitsberatung bei Chronischen Krankheiten-
Potenziale und Grenzen am Beispiel Koronare Herzkrankheit

Erstellt von: Fabienne Schuhmacher

Vorgelegt am: 26.08.2016

Inhaltsverzeichnis

Tabellen- und Abbildungsverzeichnis

Abkürzungsverzeichnis

SGB	Sozialgesetzbuch
KHK	Koronare Herzkrankheit
NVL	Nationale Versorgungsleitlinie
idR	in der Regel
bspw.	beispielsweise
WHO	World Health Organisation

1 Einleitung

Durch eine Vielzahl an Risikofaktoren, aber auch durch den demographischen Alterungsprozess, nimmt die Zahl der Menschen die an chronischen Erkrankungen leiden kontinuierlich zu. Die Versorgung dieser, häufig auch multimorbiden Patienten, stellt das Versorgungswesen vor besondere Herausforderungen. In ihrem beruflichen Alltag im Rettungsdienst begegnen der Autorin der vorliegenden Hausarbeit täglich Patienten mit Koronarer Herzkrankheit, im Folgenden KHK, und den daraus resultierenden Akutereignissen wie Herzinsuffizienz, Herzrhythmusstörungen, Angina Pectoris und Myokardinfarkt. In den vielen Gesprächen im Rahmen der Anamneseerhebung wird hierbei deutlich, wie wenig die Patienten oft über die Risikofaktoren ihrer Erkrankung, ihre Erkrankung selbst und im Rahmen dessen auch über die bestehenden Versorgungsstrukturen wissen und daher damit gänzlich überfordert sind. Das Interesse an den Gründen für diesen Sachverhalt in einem der besten Gesundheitswesen der Welt hat die Autorin zur Wahl der Koronaren Herzkrankheit im Bezug auf die Versorgung von chronischen Erkrankungen und damit zum Verfassen dieser Hausarbeit bewogen. Die vorliegende, literaturgeleitete wissenschaftliche Arbeit soll daher der Frage nachgehen, inwiefern die Versorgungssituation von Menschen mit KHK durch eine professionelle Gesundheitsberatung unterstützt werden kann bzw. wo Potenziale und wo Grenzen liegen. Die Erkrankung wird zunächst anhand Verlausform, Epidemiologie und Risikofaktoren sowie Diagnose- und Behandlungsmöglichkeiten näher fokussiert. Anhand dieses Hintergrundes wird exemplarisch auf die komplexen Probleme und Herausforderungen sowie auf den damit zusammenhängenden Unterstützungsbedarf von Patienten mit KHK eingegangen. Anschließend wird unter dem Thema der Gesundheitsberatung von KHK Patienten der Begriff der Beratung kurz erörtert, um danach die Gesundheitsberatung und ihre Bedeutung für den KHK-Patienten anhand von deren Zielen, der angesprochenen Zielgruppe und dem konstitutionellen Rahmen zu verstehen. Bestehende Beratungsansätze sollen zeigen, in welcher Form eine Gesundheitsberatung für KHK-Patienten bereits besteht bzw. denkbar ist. Abschließend werden die Potentiale und Grenzen reflektiert, die eine Gesundheitsberatung für die bedarfsgerechte Versorgung von Patienten mit Koronarer Herzkrankheit hat.

2 Chronische Krankheiten

Chronischen Krankheiten zählen heutzutage in den Industriestaaten, zunehmend jedoch auch in den weniger wohlhabenden Ländern, zu den häufigsten und gesundheitsökonomisch bedeutsamsten Gesundheitsproblemen. Zu ihnen zählen Herz-Kreislauf-Erkrankungen, Krebserkrankungen, chronische Lungenerkrankungen, Erkrankungen des Muskel-Skelett-Systems, psychische Störungen und Diabetes mellitus. Diese sind weit verbreitet und beeinflussen Lebensqualität, Arbeitsfähigkeit und Sterblichkeit. (Robert Koch Institut 2016) In der Regel sind chronische Krankheiten nicht heilbar und irreversibel. Verstärkt treten sie in der zweiten Lebenshälfte und nicht zuletzt im Rahmen einer Multimorbidität auf und stellen für den betroffenen Patienten ein langfristiges Gesundheitsproblem dar, mit dem es gilt, über eine sehr lange Zeitspanne, wenn nicht sogar bis zum Lebensende zurechtzukommen (Kofahl et al. in Gesundheitsmonitor 2012, S.133). Der kontinuierlich oder schubweise fortschreitende Krankheitsverlauf ist durch die Vielzahl beeinflussender Faktoren kaum vorhersagbar. Dies erschwert dem Patienten und seinen Angehörigen zusätzlich, sich auf die Krankheit einzustellen. Zu den Krankheitsfolgen zählen eine dauerhafte Inanspruchnahme von Leistungen des Gesundheitssystems, eine Beeinträchtigung der Körperfunktionen, Behinderungen im Alltag, Veränderungen im Erscheinungsbild, eine zunehmende Abhängigkeit von anderen Menschen sowie die Veränderung von Lebensschwerpunkten und Perspektiven, denn die Betroffenen müssen lernen, mit der Krankheit und den durch sie hervorgerufenen Einschränkungen zu leben (Scheidt-Nave 2010, S.11). Insbesondere Erkrankungen des Herz- Kreislaufsystems stellen den Hauptanteil an chronischen wie akuten Erkrankungen dar und führen durch einen vorzeitigen Tod vor dem 65. Lebensjahr zu einem erheblichen Verlust an potenziellen Lebensjahren. (RKI 2013) Sie sind daher sowohl aus Sicht der medizinischen Versorgung als auch hinsichtlich der resultierenden Kosten für das Gesundheitssystem von besonderer Bedeutung (Greten 2005, S.2).

2.1 Koronare Herzkrankheit

Unter der Koronaren Herzkrankheit versteht man eine dauerhafte Verengung der Herzkranzgefäße, auch Arteriosklerose genannt. Sie entsteht durch Fett- bzw. Kalkablagerungen an den Innenwänden der Herzkranzgefäße und führt zu einer chronischen Unterversorgung des Herzmuskels mit Blut und Sauerstoff (Kühn et al. 2010 S.395). Die KHK als chronische Erkrankung ist mit einem erhöhten Morbiditäts- und Mortalitätsrisiko verbunden (Bundesärztekammer et al. 2016, S.23).

2.2 Verlaufsformen

Die Sypmtome und der zeitliche Verlauf der Krankheit sind bei jedem Patienten unterschiedlich (Greten et al. 2010, S.40 ff.). Die KHK können sich in einer über Jahre hinweg bestehenden asymptomatischen Verlaufsform, in Phasen einer lange gleichbleibenden Symptomatik, einer langsamen Verschlechterung, einer schnellen Verschlechterung mit temporären Stillständen bis hin zu einer stotternden Symptomatik und akut lebensbedrohlichen Auswirkungen äussern (Greten 2005, S.35). Zusammengefasst stellt sich die KHK somit als eine ernstzunehmende und als eine schwer einschätzbare Erkrankung dar, die das Leben der Patienten sowohl körperlich als auch psychisch stark beeinträchtigt. Letzteres gilt auch für die Angehörigen. Um die unterschiedlichen Auswirkungen und Folgen der KHK und den daraus resultierenden Belastungen für den Patienten besser verstehen zu können, werden diese im Folgenden noch einmal genauer betrachtet:

Die **Stabile Angina Pectoris** äussert sich in einem anfallartigen Engegefühl, bzw. retrosternalen, drückenden, reißenden und brennenden Schmerzen, welche häufig in die linke Körperhälfte ausstrahlen (Greten 2005, S.36ff). Als Auslöser gelten körperliche und psychische Belastungen (Herold 2015, S.238). Eine weitere Folgeerkrankung aufgrund bestehender KHK ist die **Ischämische Herzmuskelschädigung** durch eine dauerhafte, unzureichende Versorgung des Herzmuskels und daraus resultierender Herzinsuffizienz. Auch **Herzrhythmusstörungen** sind Folgen der KHK und äußern sich in Form von ventrikulären Extrasystolen bis hin zum Kammerflimmern (Herold 2015, S.237ff.). Als unmittelbar lebensbedrohliche Zustände der KHK werden unter dem Begriff des **akuten Koronarsyndroms** die instabile Angina Pectoris und der akute Myokardinfarkt zusammengefasst. Die Übergänge zwischen diesen Vorgängen sind fließend. Unter der **Instabilen Angina Pectoris** ist jede schwere, häufig oder neu auftretende Angina Pectoris zu verstehen. Der **akute Myokardinfarkt (auch Herzinfarkt)** bedeutet eine durch KHK und hochgradige Stenose oder Verschluss einer oder mehrerer Koronararterien verursachtes Absterben des Herzmuskelgewebes. Akutsymptome sind vor allem Unruhe, Angst bis hin zur Todesangst und einem sogenannten Vernichtungsgefühl, Blässe und

Kaltschweißigkeit. Mit einhergehend ist ein häufig unerträglicher Thoraxschmerz. Auch ein **plötzlicher Herztod** durch KHK ist möglich (Herold 2015, S.237ff.).

2.2.1 Risikofaktoren

Das Risiko einer KHH steigt mit dem gleichzeitigen Vorliegen mehrerer Risikofaktoren und ihrer Ausprägung an. Sie sind durch die Beeinflussbarkeit von Verhaltensumstellungen und medikamentöser Therapie voneinander zu unterscheiden (Greten 2005, S.33). Der Bereich des **Lebensstils** umfasst die Ernährung, den Umgang mit Nikotin und Alkohol und körperliche Aktivität. Zu dem Bereich der **Biochemie** gehörten die Faktoren Hypertonie, Fettstoffwechselstörungen, Diabetes mellitus und Adipositas. Der Bereich der **Persönlichen Charakteristika** ist nicht beeinflussbar. Er umfasst Alter, Geschlecht, Familienanamnese von KHK oder anderen arteriellen Gefäßerkrankungen in jüngerem Alter und bereits bekannte Gefäßerkrankungen (Greten 2005, S.34). Neben den körperlichen Risikofaktoren hat eine zunehmende ganzheitliche Sichtweise der KHK in den letzten Jahrzehnten dazu geführt, dass auch psychosoziale Aspekte als Risikofaktoren zunehmend an Bedeutung gewonnen haben. Folgende Faktoren können auf die Entwicklung und den Verlauf der KHK sowie die auf die Lebensqualität der Patienten negative Auswirkungen haben: eine niedrige Sozialschicht, mangelnde soziale Unterstützung, Stress in Beruf und Familie, Depressivität, Angst, Posttraumatische Belastungsstörungen, Schizophrenie, Bipolare Störungen und das sogenannte Typ D Muster, welches sich in Gereiztheit und einer permanenten Hektik äußert. (Bundesärztekammer et al. 2016, S.35- 36).

2.2.2 Epidemiologie

Die Koronare Herzkrankheit ist die in Industrieländern am häufigsten vorkommende Todesursache. In Deutschland sind alleine 20% der Todesursachen auf sie zurückzuführen. Männer mit einer Lebenszeitprävalenz von 30% sind deutlich öfter von KHK betroffen als Frauen mit einer Lebenszeitprävalenz von 15%. Die Häufigkeit der verschiedenen Erscheinungsformen der KHK bei Erstmanifestation liegt bei Angina Pectoris bei 40%, dem akuten Koronar Syndrom bei 50% und dem plötzlichen Herztod bei 10%. Ein besonders gehäuftes Auftreten der KHK ist ab dem 5. Lebensjahrzehnt zu verzeichnen (Herold 2015, S.237).

Tabelle 1: Lebenszeitprävalenz (%) ischämischer Herzkrankheiten nach Geschlecht und Sozialstatus
Quelle: Bundesärztekammer 2016 in Nationale Versorgungsleitlinien, S.18

| | Sozialstatus | | |
	Niedrig	Mittel	Hoch
Frauen (n = 3 037)	10,0 (95% KI 7,2-13,7)	6,2 (95% KI 4,8-7,8)	2,7 (95% KI 1,7-4,4)
Männer (n = 2 745)	17,9 (95% KI 13,5-23,2)	11,8 (95% KI 9,9-14,0)	9,2 (95% KI 7,0-12,1)
Gesamt (n = 5 782)	13,7 (95% KI 11,1-16,9)	8,8 (95% KI 7,6-10,2)	6,5 (95% KI 6,5-8,1)

Wie an Tabelle 1.1 gut zu erkennen, zeigt neben dem Geschlecht auch der soziale Status Einfluss auf die Lebenszeitprävalenz der KHK. So erkranken Menschen mit einem niedrigen sozialen Status im Lauf ihres Lebens mehr als doppelt so häufig an einer KHK als Menschen mit einem hohen sozialen Status. Bei den Frauen ist dies im Vergleich von niedrigem zu hohem Sozialstatus sogar dreimal so oft der Fall. Aufgrund der demographischen Entwicklung und einer immer älter werdenden Bevölkerung ist davon auszugehen, dass die Häufigkeit der Koronaren Herzkrankheit auch in Zukunft weiter zunehmen wird (Bundesärztekamer et al. 2016, S.18). Nachdem die KHK als chronische KHK symptomatisch und epidemiologisch in breiten Spektren vorgestellt wurde, liegt es nun nahe, Diagnose- und Behandlungsmöglichkeiten aufzuzeigen und die Schwierigkeiten und Herausforderungen in der Versorgung klar vorzulegen.

2.2.3 Diagnose- und Behandlungsmöglichkeiten

Die im Folgenden aufgeführten Diagnose- und Behandlungsmöglichkeiten beziehen sich auf die Nationalen Versorgungsleitlinien für Chronische KHK 2016 und entsprechen damit den durch Bundesärztekamme, Kassenärztliche Bundesvereinigung und der Arbeitsgemeinschaft der wisschenschaftlich medizinischen Fachgesellschaft empfohlenen, theoretischen Standards.

Die **Anamnese** ist von großer Bedeutung für die Einschätzung einer bestehenden KHK. Ebenso hat sie Einfluss auf die Fähigkeit und die Bereitschaft des Patienten zu einem Umdenken und einer Änderung von eventuell bestehenden, gesundheitsschädlichen Verhaltensweisen. Die anschließende **Basisdiagnostik** umfasst die standartmäßige körperliche Untersuchung. Zu den **nicht invasiven Diagnosemaßnahmen** gehören das Belastungs EKG, die Stress Echokardiographie, das Myokard Perfussions SPECT und verschiedene Magnet

Resonanz Tomographien. Zu den **invasiven Maßnahmen** mit, im Gegensatz zu den nicht - invasiven Maßnahmen erhöhten Risiken für den Patienten, gehört die Koronarangiographie im Herzkatheterlabor.

Im Rahmen des **Risikofaktorenmanagements** soll die Prognose und Leistungsfähigkeit der KHK -Patienten durch die konsequente Umsetzung sekundärpräventiver Maßnahmen verbessert werden. Durch kontinuierliche Aufklärung, Beratung und Schulung der Patienten ist sie ein wichtiger Teil der nicht medikamentösen Therapiestrategie. Der Bereich der **Pharmakologischen Intervention** erstreckt sich über einen großen Bereich von Medikamentionsmöglichkeiten, welche sich grob unterteilen lassen in einen prognoseverbessernden Bereich und einen symptomatischen bzw. Angina Pectoris vorbeugenden Bereich und sonstige Maßnahmen. Ziele der **klinisch -technischen Intervention** und der klinischen Revaskularisationstherapie [1] ist es, dem Patienten eine verbesserte Symptomatik und Lebesqualität zu ermöglichen. Die Therapie kann durch zwei unterschiedliche Verfahren erfolgen: einer perkutanen Aufdehnung der Gefäßengstelle mittels eines Ballonkatheters (Ballonangioplastie) und / oder die Implantation einer Gefäßstütze (Stent) oder einer operativen Bypass Operation.

Die **Versorgungskoordination** erstreckt sich bei der Behandlung von KHK -Patienten im Regelfall über eine, bei ersten aufgetretenen Anzeichen einer KHK primären, hausärztlichen Versorgung, einer bedarfsmäßigen Überweisung vom Hausarzt zum Kardiologen, einer gemeinsamen Langzeitbetreuung durch Hausarzt und Kardiologen bis hin zu einer Einweisung in ein Krankenhaus bei akuter Symptomatik und einer folgenden rehabilitativen Versorgung. Durch die hausärztliche Langzeitbetreuung soll die Lebensqualität des Patienten gefördert werden. Im Rahmen der Rehabilitation soll der KHK -Patient darin unterstützt werden, die für ihn bestmögliche physische und psychische Gesundheit wiederzuerlangen und langfristig aufrechtzuerhalten. Sie wird in drei Phasen unterschieden: Phase 1 mit der Akutbehandlung und Frühmobilisation, Phase 2 mit der stationären bzw. ambulanten Rehabilitation im direkten

---

[1] Revaskularisation: In der Gefäßchirurgie und in der interventionellen Kardiologie wird der Begriff verwendet, um die chirurgische Verbesserung der Durchblutung minderversorgter Gewebe zu bezeichnen. (DocCheckFlex 2016)

Anschluss an Phase 1 und Phase 3, der lebenslangen Nachsorge und Betreuung am Wohnort (Bundesärztekammer et al. 2016, S.18- 99).

2.2.4 Komplexe Probleme und Herausforderungen bei der Versorgung

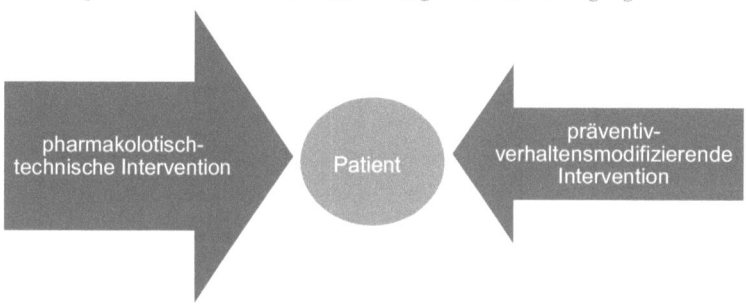

Abbildung 1: Interventionsverhältniss im Versorgungswesen. In Anlehnung an Quelle: Sachverständigenrat (2002) Band III.2, S.34ff. In: Nittel, D.; Seltrecht, A. (2013): Krankheit: Lernen im Ausnahmezustand? Brustkrebs und Herzinfarkt aus interdisziplinärer Perspektive. Berlin Heidelberg: Springer Verlag S. S.37

In der Versorgung von chronisch kranken Patienten, insbesondere KHK –Patienten weist das Gesundheitssystem in der Versorgungsqualität erhebliche Defizite auf. Der hohen Anzahl von pharmakologischen und technischen Interventionen steht keine entsprechende Senkung der KHK Mortalität oder Morbidität gegenüber. Der Grund dafür wie auch in Abbildung 1 dargestellt ist in einem Missverhältniss zwischen pharmakologisch –technischer im Vergleich zu präventiv -verhaltensmodifizierten Intervention zu sehen (Sachverständigenrat 2002, S.36ff. in Bundesärztekammer et al. 2016, S. 36ff.). Diese Aussage macht deutlich, dass eine gute Versorgung von KHK Patienten nicht nur von guter pharmakologischer und technischer Intervention abhängt ist, sondern zu gleichen Teilen von einer präventiv- verhaltensmodifizierenden Intervention. Um die Auswirkungen dieses Ungleichgewichts noch einmal zu unterstreichen, gilt es zu wissen, dass das Versorgungswesen von einem einsichtigen und folgsamen Patienten ausgeht, der detailliert über seine Probleme berichtet, zuhört und versteht, was man ihm sagt, sich ärztliche Empfehlungen merkt und diese auch befolgt (Tewes 2011, S.18-19). Dieser mündige Patient ist gut informiert, lässt sich beraten wenn es notwendig ist, nimmt aktiv an ärztlichen Entscheidungen teil und findet den für sich richtigen Arzt oder die richtige Klinik (Schmidt- Kaehler 2007, S.7). In Anlehnung an die Nationalen Versorgungsleitlinien für chronische KHK wird dieser mündige Patient im

Rahmen des Risikofaktorenmanagements seine persönlichen Risikofaktoren kennen und diesen durch aktive Verhaltensänderungen entgegenwirkenseine Medikamente regelmäßig einnehmen, über seine Krankheit und die erforderlichen Behandlungsmaßnahmen informiert sein und aktiv Entscheidungen treffen, sich über die Möglichkeiten und Abläufe des Versorgungssystems bewusst sein usw. Um diesem Leitbild des mündigen Patienten näher zu kommen, bedarf es jedoch einer verbesserten Transparenz über Art und Qualität von Gesundheitsdienstleistungen, einer verbesserten Kommunikation zwischen Nutzern und Akteuren, eine verbesserte Versorgungskoordination und vor allem Informations- und Beratungsangeboten, die dem Patienten helfen (Schmidt- Kaehler 2007, S.5). Weiterhin müssen Mängel in der Versorgungskoordination behoben und ausgeglichen werden. Im Folgenden soll in Anlehnung an Schaeffer et al. 2007 und im Bezug auf den Patienten im Mittelpunkt des Versorgungswesens erläutert werden, an welchen Stellen der Versorgung der Patienten strukturelle Probleme auftreten und welcher Art diese sind.

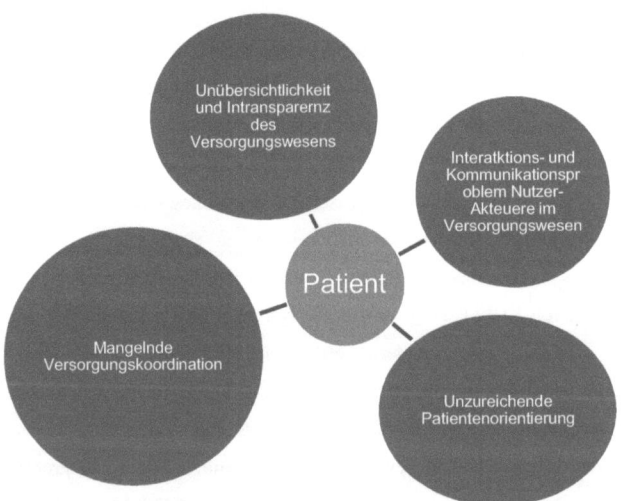

Abbildung 2: Strukturelle Probleme der Versorgung mit Mittelpunkt Patient
In Anlehnung an Quelle: Schaeffer D. et al (2003): Evaluation der Modellprojekte zur Patienten- und Verbraucherberatung nach § 65 b Sozialbesetzbuch V. Erster Bericht der wissenschaftlichen Begleitforschung für die Spitzenverbände der GKV. Bielefeld: Fakultät für Gesundheitswissenschaften der Universität Bielefeld S. 29 -33

Patient

Zusammenfassend sieht sich der KHK -Patient durch die Diagnose einer Krankheit ausgesetzt, die das wichtigste Organ seines Körpers betrifft, die ihn für den Rest seines Lebens begleiten wird und deren Verlauf aufgrund der Vielzahl beeinflussender Faktoren kaum vorhersagbar ist. In diesem Kontext zeigen Patienten mit einer chronischen Erkrankung eine deutlich eingeschränkte Bereitschaft, auch Compliance[2] genannt, den ärztlichen Anweisungen Folge zu leisten, da dies zusätzlich mit tiefen Eingriffen in Lebensgewohnheiten und Lebensstil einhergeht und schnell den Eindruck vermittelt, dem Leben die letzte noch verbleibende Sicherheit zu rauben (Tewes 2011, S.18). Patienten mit KHK sind durch diese Krankheit und den Umgang mit ihr je nach Ausgangslage mit unterschiedlichen Faktoren wie Alter, Multimorbidität, Sozialem Status etc. noch unterschiedlich gefordert, das Bild den mündigen Patienten zu erfüllen. Durch die unterschiedlichen Verlaufsformen der Krankheit, die subjektive Wahrnehmung des Patienten und der unterschiedlichen Ausgangslage wird deutlich, dass jeder Patient eine ganz eigene, individuelle Geschichte und Basis in die Versorgungssituation miteinbringt. Ausgehend von dieser Situation in der sich der Patient befindet, führen folgende Faktoren zu erheblichen Problemen und Herausforderungen wenn es darum geht, sich als mündiger Patient mit der Krankheit KHK im Versorgungswesen zu bewegen.

Interaktions- und Kommunikationsprobleme zwischen Nutzer und Akteur

Die Probleme in der Interaktion und Kommunikation sind vor allem in der langen Phase der Diagnostik, der Mitteilung der Diagnose und der anschließenden Phase der Behandlung zu sehen, in der der Bedarf des Patienten und seiner Angehörigen an Information und Kommunikation nur unzureichend befriedigt wird und kaum Raum für Artikulation für die eigene Problemsicht, Fragen und Anliegen bleibt (Schaeffer et al 2003 S.30). Dazu kommt, dass nur etwa die Hälfte der Patienten ärztliche Hilfe aufsucht. Das ärztliche Gespräch dauert aufgrund eines Mangels an Zeit dann in der Regel etwa vier Minuten, von denen der Patient

---

[2] Compliance: Ausmaß, in dem der Patient den Vorgaben des Arztes folgt, insbesondere im Bereich der Medikamenteneinnahme, Einhaltung von Arztterminen und die Befolgung ärztlicher Empfehlungen im Hinblick auf (…) und Änderungen der Lebensgewohnheiten wie bspw. Alkohol und Nikotinkonsum oder Bewegung. (Tewes 2011 S.19)

aufgrund von ärztlichen Fachjargons nur die Hälfte versteht und davon die Hälfte wieder vergisst. Am Ende bleiben 25% der Patienten, die einigermaßen zuverlässig von dem ärztlichen Behandlungsangebot erreicht werden (Tewes 2011, S.20). Dadurch herrscht zwischen Arzt und Patient ein großes Informationsgefälle, das dazu führt, dass die Mehrheit der Patienten nicht über ausreichend Informationen verfügt, um aktiv zwischen den Alternativen des Versorgungswesens zu entscheiden. Hinzu kommen aber auch Defizite auf der Nutzerseite wie Desinteresse des Patienten oder die Unfähigkeit mit Informationen umzugehen. Besonders interessant ist hierbei, dass besonders oft dieselben Bevölkerungsgruppen mit einem hohen Erkrankungsrisiko auch die meisten Probleme in der Informationsbeschaffung- und Verarbeitung haben. (Bertelsmann Stiftung 2006 in Schmid et al 2008 S.92ff.) Gerade diesen Patienten fehlt beispielsweise die Transparenz für gefällte Entscheidungen und die daraus resultierende Therapie um Behandlungsabläufe sinnvoll nachzuvollziehen. Weiterhin führen die Diskrepanzen zwischen subjektivem Empfinden des Patienten und objektiver Einschätzung des Behandlers und einer unzureichenden Kommunikation zu redundanten Wiederholungsmaßnahmen (Bundesärztekammer et al. 2016, S.98).

Unübersichtlichkeit und Intransparenz im Versorgungswesen

Neben dem oben bereits genannten Mangel an Information und Verständlichkeit besteht auch ein Mangel an der Erreichbarkeit und der Zuverlässigkeit von Informationen. Besonders Patienten mit chronischen Krankheiten benötigen neben den richtigen Maßnahmen vor allem eine perfekte Organisation bspw. ein übersichtliches Arzneimittelmanagement und das Wissen über kurze und zielführende Wege (Schmid et al 2008, S.44). Gerade diese Patienten müssen über Jahre hinweg mit einer Vielzahl an unterschiedlichen Behandlungs- und Versorgungsfordernissen zurechtkommen. Durch bereits bestehende gesundheitliche und funktionale Einschränkungen fällt es dem Patienten jedoch schwer, sich in der „Instanzenvielfalt des Versorgungssystems" zu bewegen und die richtige Anlaufstelle für sein Problem zu finden (Schaeffer et al 2003, S.29).

Unzureichende Patientenorientierung

Der Mangel an einer unzureichenden Patientenorientierung wird schon seit längerem bemängelt, aber der Versorgungsalltag scheint gegenüber dieser Kritik resistent. Dies hat für den Folgen: Der Patient findet sich mehr als Objekt denn als Subjekt der Behandlung wieder, wird unzureichend informiert und aufgeklärt, hat zu wenig Wissen über die Gesundheits- und Krankheitsproblematik und wird nicht in für ihn elementare Entscheidungsprozesse miteinbezogen (Schaeffer et al 2003, S.31ff.). Um an dieser Stelle ein Beispiel zu nennen: Auf der Suche nach vertrauenswürdigen und patientenfreundlichen Informationen zum Thema KHK in Form einer Leitlinie, ist der Autor unter der offiziellen Seite www.patienten-information.de der Bundesärztekammer und der kassenärztlichen Bundesvereinigung darauf hingewiesen worden, dass zwar die, für den Laien schwer bis garnicht zu verstehende Langfassung der Leitlinie zwar verfügbar, jedoch die Gültigkeit der Patienten- Leitlinie abgelaufen ist. Einen Hinweis, wann die Patienten -Leitlinie wieder gültig und verfügbar ist, gibt es nicht. Nebenher hat sich seit den 90ern ein nahezu unüberschaubares Angebot an gesundheitlichen Informationen und Einrichtungen zur Patienten- und Verbraucherberatung entwickelt. Patienten sehen sich dabei aber einer Vielzahl an Angeboten gegenüber, deren Qualität nicht eingeschätzt werden kann, da grundsätzliche Anforderungen an die Stuktur-, Prozess und Ergebnisqualität fehlen (Schmidt- Kaehler 2007, S.7). Es fehlt dabei bundesweit an einem ausreichenden und flächendeckenden Angebot von unabhängiger Patienten- und Verbraucherberatung (Schaeffer et al 2003, S.31).

Mangelnde Versorgungskoordination

Eine effiziente Langzeitbetreuung setzt eine eng verzahnte Versorgung durch Hausarzt, Kardiologe, Akutkrankenhaus sowie stationärer und ambulanter Rehabilitation voraus. Die Versorgungskoordination zwischen diesen Instanzen spielt eine herausragende Rolle bei der Erkrankung der KHK. Für offensichtliche Optimierungsmöglichkeiten bei der Versorgung von KHK-Patienten werden in Deutschland unter anderem Koordinationsprobleme zwischen den verschiedenen Sektoren des Gesundheitssystems verantwortlich gemacht. Im Folgenden sollen beispielhaft zwei dieser Sektoren und deren Probleme genannt werden: Hausärzte schicken ihre Patienten nicht oder zu spät zu Erst- bzw. Kontrolluntersuchungen, Frühzeichen eines drohenden Infarktes oder einer beginnenden KHK werden zu spät erkannt und Risikofaktoren werden nicht adäquat gewürdigt, der Patient wird nicht oder zu spät einem integrierten Risikomanagement zugeführt. Weiterhin sind im Bezug auf die Rehabilitation die Möglichkeiten der ambulanten und stationären Rehabilitation nicht ausreichend bekannt oder werden nicht ausreichend benutzt, ebenso besteht Unklarheit über die Dauer von ambulanten Reha-Maßnahmen, z.B. die Teilnahme an einer Koronarsportgruppe. Krankenhausärzte sind über die Aktivitäten von Selbsthilfegruppen wenig informiert und nehmen das Angebot dieser Organisationen nicht wahr (Bundesärztekamer et al. 2016, S.98). Der kurzfristig günstige Effekt der Rehabilitation zeigt zumindest im deutschen Gesundheitswesen deutliche Defizite im Langzeitverlauf von Sekundärprävention und Nachsorge. Ein Grund dafür ist, dass viele Patienten nach der optimalen Krankenhausversorgung plötzlich wieder selbstverantwortlich handeln müssen und sie dies vor unlösbare Probleme stellt. Eine erneute stationäre Aufnahme aufgrund einer unzureichend organisierten Weiterversogrung bzw. eine stationäre Anbehandlung und keine organisierte ambulante Weiterbehandlung sind keine Seltenheit (Bundesärztekammer et al. 2016, S.97).

2.2.5 Unterstützungsbedarf

Durch das vorhergehende Kapitel wird deutlich, mit welchen Problemen der Patient insbesondere auch im Hinblick auf das Versorgungswesen zu kämpfen hat. Betrachtet man die Entwicklung und die Zunahme an chronischen Erkrankungen, insbesondere der KHK, besteht hier enormer Unterstützungsbedarf, um dem Patienten eine gute und angemessene Versorgung zu gewährleisten. Primär gilt es, das bestehende Missverhältnis zwischen pharmakologischer und technischer Intervention im Vergleich zur präventiven und verhaltensmodifizierenden Interventionen anzupassen. Nur so ist es möglich, dem Patienten neben der optimalen pharmakologisch- technischen Intervention auch eine optimale präventiv-verhaltensmodifizierte Intervention zukommen zu lassen. Doch wozu genau braucht der Patient diese und wie kann sie die Versorgung der Patienten verbessern? Das dadurch erlernte Selbstmanagement, welches insbesondere für chronisch kranke Patienten mit KHK von großer Bedeutung ist, hilft bei einem guten Umgang und dem Zurechtfinden mit der Krankheit im Versorgungswesen. Durch den Erwerb grundlegender Kenntnisse über die Erkrankung, deren Auswirkungen auf verschiedene Lebensbereiche und sich darauf beziehende Handlungsoptionen soll der Patient in die Lage versetzt werden, die Rolle eines „aktiven Krankheitsmanagers" zu übernehmen und aktiv Entscheidungen für sich zu treffen

(Küver et al 2008, S.471 in DEGAM Serie). Um ein aktiver Krankheitsmanager zu werden, benötigt der Patient weiterhin Unterstützuung der Identitätsarbeit- also einer neuen Identität mit KHK, eine Stärkung und Förderung der Selbsthilfefähigkeit, die Untersützung der sozialen Organisationen, Aufklärung über die Aufrechterhaltung der Gesundheit und wie Beeinträchtigungen verhindert oder bewältigt werden können, Informationen über gesundheitsrelevante Dienstleistungen und zu guter Letzt Orientierung- und Entscheidungshilfen im Versorgungswesen (Schaeffer 2006, S.155). Nur mit dieser Hilfe kann in Zukunft eine gute und zielführende Zusammenarbeit zwischen dem Patienten auf der einen und dem Versorgungswesen auf der anderen Seite gelingen.

3 Beratung

Beratung kann als "vielgestaltige, sich ständig verändernde und durch viele interne und externe Einflussfaktoren bestimmte Hilfsform" verstanden werden (Nestmann et al 2.Bd. 2004, S.599). Sie versteht sich nicht als reine Informationsweitergabe, sondern auch als helfender Kommunikations- und Handlungsprozess. Damit dient sie über einen reinen Informationsgewinn hinaus der Entscheidungsfindung und der Planung weiterer Handlungen (Schaeffer 2006, S.93). Aufgrund der großen Bandbreite an Bedeutungsinhalten und dem Verständniss der Bevölkerung von der reinen, beispielsweise nachbarschaftlichen Informationsweitergabe auf der einen bis hin zum Verständnis der Beratung als kleine Therapieform auf der anderen Seite ist Beratung ein problematischer Begriff (Nestmann et al 2.Bd. 2004, S.33). Der im Folgenden näher ausgeführte Begriff der Gesundheitsberatung soll dazu dienen, genauer nachvollziehen zu können, in welcher Art und Weise die Beratung im Gesundheitsbereich zu verstehen ist.

3.1 Gesundheitsberatung bei Koronarer Herzkrankheit

Genau wie der Beratungsbegriff in sich, bietet der Gesundheitsberatungsbegriff ein weites Feld an Beschreibungen, in die sich zusätzlich weitere Begriffe wie "Patientenberatung", "Patientencoaching" und "Gesundheitscoaching" mischen. Nach näherer Betrachtung ist das Ziel all dieser Begriffe jedoch dasselbe: Die Selbstmanagementfähigkeit der Patienten im Umgang mit ihrer Krankheit soll durch eine externe Hilfestellung gestärkt werden. Zur Vereinfachung wird deshalb im Folgenden einheitlich von der Gesundheitsberatung gesprochen, da eine genauere Differenzierung der Begriffe den Rahmen dieser Arbeit überschreiten würde. Gesundheit als "Zustand des vollkommenen körperlichen, seelischen und sozialen Wohlbefindens und nicht die bloße Abwesenheit von Krankheit oder Gebrechen" (WHO 1984 in Warschburger 2009, S.154) gilt als wichtigstes Gut des Menschen und die Beratung in Gesundheitsfragen ist somit von besonderer Bedeutung. Besonders die auch zukünftig steigende Zahl an chronisch erkrankten Patienten und die nicht mehr ausreichende Akutversorgung macht eine Beratung in diesem Bereich relevant (Domsch in Warschburger 2009, S.155-165). Laut Faltermeier kann "Gesundheitsberatung als eine professionelle Beratung verstanden werden, die sich auf Gesundheitsthemen und –probleme bezieht und das Ziel hat, über psychologische und soziale Veränderungsmethoden Krankheiten zu verhindern, Gesundheit zu fördern und die Bewältigung einer Krankheit zu unterstützen" (Faltermeier 2007 In Nestmann et al. 2.Bd. 2007, S.1064). Besonders Letzteres lässt sich im Hinblick auf Sekundär- und Tertiärprävention im Bereich der chronischen Erkrankungen anwenden. Das Feld der Beratung wird dadurch auf die professionelle Beratung abseits reiner Informationsweitergabe und auf bestimmte Methoden und Ziele begrenzt (Warschburger 2009, S.154). Der Patient steht somit im Mittelpunkt der Gesundheitsberatung und weniger die Beratung professionellen und institutionellen Handelns im Gesundheitswesen, wobei auch hier ein deutlicher Bedarf zu erkennen ist (Schaeffer 2006, S.7). Gesundheitsberatung kann im Bezug auf KHK Patienten in verschiedenen sozialen Konstellationen stattfinden von der Einzelberatung über Familienberatung, Gruppenberatung in Form von Koronaren Herzgruppen, Selbsthilfegruppenberatung in Form von KHK Betroffenen oder durch Organisations- und Institutionsberatung (Sickendiek et al 2008, S.93-112).

3.1.1 Zielgruppe und Ziele der Gesundheitsberatung

Nach Warschburger lässt sich, angelehnt an die Unterteilung der Prävention in Primär-, Sekundär- und Tertiärprävention, auch die Zielgruppe der Gesundheitsberatung in drei Bereiche unterteilen. Besonders aus Sicht der KHK -Patienten sind hierbei folgende Zielgruppen zu nennen: Patienten in der akuten Hilfesituation und Angehörige und Patienten in der Rehabilitationsphase und Angehörige (Warschburger 2009, S.156 ff.). Faltermeier unterteilt die Zielgruppen in mehrere Arten von gesunden und kranken Menschen. Insbesondere letztere lassen sich sehr gut auf KHK -Patienten anwenden:

Akut erkrankte Menschen in der Rehabilitationsphase, also bspw. nach einem Myokardinfarkt, sind akut von ihrer Krankheit betroffen und beschäftigen sich mit der eigenen Gesundheit und der Zukunft. In dieser Phase wird der Gesundheit nicht selten ein größerer Stellenwert eingeräumt und eine Gesundheitsberatung kann hier nicht nur psychosoziale Probleme und Belastungen aufgreifen, sondern auch Perspektiven zur Verbesserung der gesundheitlichen Situation, zum Abbau von Risiken und zum Aufbau einer gesünderen Lebensweise aufzeigen. Kranke Menschen mit einer chronischen Krankheit nehmen eine eigene Gruppe ein, denn für sie gilt es, auf Dauer mit der Krankheit zu leben, unvermeidliche Einschränkungen hinzunehmen, psychische Belastungen zu bewältigen, einen angemessenen Umgang mit der Krankheit und deren Behandlung zu entwickeln, sowie die Anpassung von Selbstbild, Lebensstil, sozialer Netzwerke und Lebensperspektiven an die neue Situation. Bei der KHK gilt es in diesem Zusammenhang, neben der klassischen Form der Patientenschulung und den Information über medizinische Hintergründe, körperliche Folgen, ärztliche Empfehlungen und die erwartete Mitarbeit, um eine allgemeine gesundheitliche, psychische und soziale Thematisierung zur Lage des Patienten. Die Ziele liegen hierbei in der Vermittlung von Compliance und Anpassung an die Patientenrolle, professionelle Unterstützung bei der Reflexion der aktuellen gesundheitlichen, psychischen und sozialen Situation, Hilfe bei der Bewältigung der aus der Krankheit resultierenden Belastungen und Hilfe bei der Entwicklung und Umsetzung von positiven Gesundheitszielen und einer optimierten Lebensqualität. Bei der Unterstützung der sozialen Organisation ist zu beachten, dass hier nicht nur der Patient selbst, sondern auch die Unterstützungspotenziale der Familie und des Freundeskreises zum einen und der Rahmen der Selbsthilfegruppen auf der anderen Seite zu einer Unterstützung des Patienten beitragen (Faltermeier in Nestmann et al 2007, S.1073ff.). Zusammengefasst sind die Ziele der Gesundheitsberatung im Bezug auf KHK - Patienten in der Stärkung der Krankheitsbewältigung im Alltag des Patienten und seiner Angehörigen und in der Stärkung der Selbstmanagmentfähigkeit der Patient zu sehen -er wird autonomer Teil des Versorgungssystems (Warschburger 2009, S.166).

3.1.2 Institutioneller Rahmen einer Gesundheitsberatung

Neben dem Anspruch an den Patienten als eigenständigen Entscheidungsträger und Kooperationspartner des Versorgungswesens macht sich im Gesundheitswesen eine zunehmende Demokratisierungstendenz bemerkbar. Die unabhängige Patientenberatung nach

§ 65b SGB V soll diese Tendenz fördern und die Mitsprachemöglichkeit des Patienten steigern (Schaeffer 2003, S.98). Sie bietet damit den institutionellen Rahmen der Gesundheitsberatung.

§ 65b Förderung von Einrichtungen zur Verbraucher- und Patientenberatung
"(1) Der Spitzenverband Bund der Krankenkassen fördert Einrichtungen, die Verbraucherinnen und Verbraucher sowie Patientinnen und Patienten in gesundheitlichen und gesundheitsrechtlichen Fragen qualitätsgesichert und kostenfrei informieren und beraten, mit dem Ziel, die Patientenorientierung im Gesundheitswesen zu stärken und Problemlagen im Gesundheitssystem aufzuzeigen (...)" (Bundesministerium der Justiz und für Verbraucherschutz 2016).

§ 1 SGB V Solidarität und Eigenverantwortung
"Die Krankenversicherung als Solidargemeinschaft hat die Aufgabe, die Gesundheit der Versicherten zu erhalten, wiederherzustellen oder ihren Gesundheitszustand zu bessern. Das umfasst auch die Förderung der gesundheitlichen Eigenkompetenz und Eigenverantwortung der Versicherten. Die Versicherten sind für ihre Gesundheit mitverantwortlich; sie sollen durch eine gesundheitsbewusste Lebensführung, durch frühzeitige Beteiligung an gesundheitlichen Vorsorgemaßnahmen sowie durch aktive Mitwirkung an Krankenbehandlung und Rehabilitation dazu beitragen, den Eintritt von Krankheit und Behinderung zu vermeiden oder ihre Folgen zu überwinden. Die Krankenkassen haben den Versicherten dabei durch Aufklärung, Beratung und Leistungen zu helfen und auf gesunde Lebensverhältnisse hinzuwirken" (Bundesministerium der Justiz und für Verbraucherschutz 2016).

Weiterihin ist **§ 137 f SGB V** als Grundlage zu nennen, welcher sich explizit mit **strukturierten Behandlungsprogrammen** auseinandersetzt, die zur Verbesserung der langfristigen Versorgung von chronisch kranken Menschen führen sollen. U.a. aus diesen drei Gesetzestexten ergeben sich rechtliche Grundlagen für die Gesundheitsberatung der KHK - Patienten von denen ein Beratungskonzept im folgenden Kapitel kurz vorgestellt werden sollen, um einen Eindruck zu gewinnen, wie die bereits theoretisch erarbeiteten Sachverhalte in der Praxis aussehen können (AOK Bundesverband 2016).

3.1.3 Bestehende Beratungsansätze in Disease Management Programmen

Wie bereits dargestellt, geht es in der Gesundheitsberatung neben der Informationsvermittlung darum, dem KHK Patienten neben einem guten Umgang mit der Krankheit eine Selbstmanagementfähigkeit zu vermitteln, durch die er als mündiger Patient im Ablauf seiner Versorgung agieren kann. Aus der Grundlage des § 137f SGB V ist für KHK -Patienten ein Disease Management Programm geschaffen worden, welche als strukturierte Behandlungsprogramme chronisch kranker Menschen bestehende Behandlungsdefizite ausgleichen sollen, ebenso wie eine Verbesserung der Versorgungsqualität und Wirtschaftlichkeit. Erreicht werden soll dies durch folgende Aufgabenbereiche: die Koordination der Versorgung durch ein Praxisteam, die Förderung der Kooperation aller Beteiligten, die differenzierte Therapieplanung unter Einbeziehung es Patienten, eine leitlilinengerechte nicht- medikamentöse und medikamentöse Behandlung und die Stärkung der selbstmanagement- Fähigkeiten durch strukturierte Schulungen (Kassenärztliche Bundesvereinigung 2016). Im Hinblick auf das Missverhältnis von pharmakologisch-technischen zur präventiv-verhaltensmodifizierten Intervention ist besonders der Bezug auf die Koordination durch ein beratendes Praxisteam, die Einbeziehung des Patienten und die Stärkung seiner Selbstmanagement-Fähigkeiten positive zu bewerten und als beratender Anteil zu verstehen. Die Teilnehmerzahlen dieses Programmes sind seit der Einführung im Jahr 2006 bis 2015 stetig gestiegen. Den größten Anteil der eingeschriebenen Patienten hat dabei der Altersbereich 75+ mit 43% und der Altersbereich 66-75 Jahre mit 31% (Kassenärztliche Bundesvereinigung 2016). Studien zu Disease-Management-Programmen bei KHK -Patienten zeigen positive Ergebnisse. Programme mit einem edukativen Anteil haben bei Patienten zu 44% einen positiven Effekt. Ebenso zeigt sich, dass sich ein vom Patienten selbst anzuwendendes Programm, unterstützt von kurzen Kontakten mit einem Praxisteam, positivauf die Symptome auswirkt. Eine Individuelle Beratung durch das Praxisteam in Bezug auf verhaltensbezogene Risikofaktoren führt bei Hochrisikopatienten mit Angina pectoris zu mehr körperlicher Aktivität, gesünderer Ernährung und geringerer Einschränkung durch Angina pectoris. Spezielle Sprechstunden für KHK-Patienten durch das Praxisteam führen zu einem verbessertem Gesundheitsstatus und verhindern Krankenhausaufnahmen (Bundesärztekammer et al. 2016, S.97). Neben den versorgungsrelevanten Aspekten für eine besser Versorgung der KHK -Patienten ist auch der positive finanzielle Aspekt für das

Versorgungswesen zu nennen. Die bisherigen Ausführungen sollen einen Eindruck von den Problemen und daraus resultierend auch von den Ansprüchen der KHK -Patienten an eine Gesundheitsberatung geben.

3.1.4 Potenziale einer Gesundheitsberatung bei Koronarer Herzkrankheit

Wie bereits festgestellt, werden Menschen einerseits per se als handlungsfähige Individuen und Experten in eigener Sache gesehen, die eigene Bewältigungskompetenzen besitzen, jedoch auch Hilfe und Unterstützung benötigen, um diese Kompetenzen auf den unterschiedlichsten Ebenen entfalten zu können (Schaeffer et al 2003, S.77). Im folgenden Kapitel soll in Anlehnung an die in Kapitel 2.1.5 vorgestellten komplexen Probleme und Herausforderungen bei der Versorgung von KHK -Patienten, auf die Potenziale einer Gesundheitsberatung eingegangen werden.

Patient

Wie in Kapitel 3.2.3 dargestellt, können KHK -Patienten durch das beispielhaft aufgeführte Disease- Management- Programm unter Anderem von positiven Effekten auf den Krankheitsverlauf, den funktionellen Status und das seelische Befinden profitieren.Weiterhin führt das Programm zu mehr körperlicher Aktivität, gesünderer Ernährung und einer geringeren Einschränkung durch Angina Pectoris (Bundesärztekammer et al. 2016, S.97). Gut beratene Patienten arbeiten mit ihren behandelnden Ärzten besser zusammen, vermeiden ein gesundheitsschädliches Verhalten und nehmen ihre Medikaemente regelmäßiger ein. Weiterhin sind sie durch Beratung dazu fähig, eigenverantwortlich und konstruktiv an Behandlungsentscheidungen mitzuwirken. Sie haben eine im positiven Sinn kritische Grundhaltung gegenüber Behandlungsentscheidungen der Mediziner, durch welche Behandlungsfehlern vorgebeugt werden kann. Empirische Befunde zeigen, dass eine umfassende Information und Beratung bessere Behandlungsergebnisse ermöglichen kann. (Schmidt- Kaehler 2007, S.13) Insbesondere bei chronischen Erkrankungen wie der KHK geht es um langfristige und dauerhafte Lebensstilveränderungen, die mit Lebensgewohnheiten verbunden sind und sich über Jahre manifestiert haben. Die Änderungsresistenz hiergegen lässt sich nicht durch gute Ratschläge oder ärztliche Anweisungen aufheben. Gerade hier ist der Vorteil der Gesundheitsberatung darin zu sehen, dass die auf den Patienten übertragene Verantwortung als Gesundheitsmanager im eigenen Fall, als selbstbestimmte Veränderung stabiler ist als eine fremdbestimmte Veränderung bspw. durch eine ärztliche Anweisung. Auch setzt eine Lebensstilveränderung ein Bewusstsein über die Gefahren und Riskofaktoren der Krankheit voraus (Tewes 2011, S.20ff.). Diese Kenntnisse und eine wirksame Unterstützung bei den Bemühungen des Patienten kann eine Gesundheitsberatung geben.

Interaktions- und Kommunikationsprobleme Nutzer- Akteur im Versorgungswesen

Dem Problem des Informationsgefälles zwischen Arzt und Patient aufgrund fehlender Zeit und Unverständlichkeit der Informationen kann durch eine, auf die ärztliche Behandlung aufbauende, ergänzende Information und Aufklärung durch eine Gesundheitsberatung entgegengewirkt werden. Sie leistet einen wichtigen Beitrag wenn es darum geht, bestehenden Informationsdefiziten entgegenzuwirken und die Position des Patienten im Behandlungsablauf zu stärken (Schmidt- Kaehler 2007, S.14).

Unübersichtlichkeit und Intransparenz im Versorgungswesen

Neben der Kompensation des angesprochenen Informationsgefälles bietet Gesundheitsberatung neben der Vermittlung von krankheitsbezogenen Informationen auch eine wichtige Orientierungshilfe in dem für medizinische Laien unübersichtlichen und intransparenten Versorgungswesen. In einem immer komplexer werdenden Medizinsystems mit immer mehr Therapie- und Behandlungsmöglichkeiten bietet die Gesundheitsberatung eine wichtige Lotsenfunktion. Weiterhin kann sie einen Beitrag zu mehr Transparenz im Bereich der Anbieterlandschaft bieten (Schmidt- Kaehler 2007, S.15).

Unzureichende Patientenorientierung

Dem Problem der mehr objektiven denn subjektiven Betrachtung des Patienten im Versorgungswesen kann durch eine Herstellung von Transparenz über das Versorgungswesen und Verbesserung der Zugänglichkeit, einer Schließung von kommunikativen Lücken, einer Erweiterung des Angebots an unabhängiger Patientenberatung und vor allem einer Stärkung der Patientenposition erreicht werden (Schaeffer et al 2003, S.31). Die Gesundheitsberatung kann gerade in diesem Bereich eine wertvolle Unterstützung bieten.

Mangelnde Versorgungskoordination

Bei den angeführten Koordinationsproblemen zwischen den verschiedenen Sektoren des Versorgungswesens kann Gesundheitsberatung im Rahmen einer Koordinierungs- und

Steuerungsfunktion einen Beitrag zu einer integrierten Versorgung über den gesamten Krankheitsverlauf des Patienten leisten. Gleichzeitig fördert sie die Anpassungsleistungen der Patienten in den entsprechenden Stadien der Erkrankung bzw. Behandlung (Schmidt- Kaehler 2007, S.51). Lohnenswert wäre an dieser Stelle sicherlich auch eine Beratung der entsprechenden Instanzen zwischen denen diese Koordinationsprobleme vorherrschen, dies kann allerdings aufgrund des Umfangs der vorliegenenden Hausarbeit hier nicht thematisiert werden.

3.1.5 Grenzen der Gesundheitsberatung bei Koronarer Herzkrankheit

Patienten mit chronischen Erkrankungen erwarten neben neutraler Information, Wegweiser- oder Klärungshilfe eine handfeste Unterstützung bei der Krankheitsbewältigung, insbesondere bei den vielfältigen physischen, sozialen und psychischen Belastungen. Zu gewährleisten ist dies nur durch eine fundierte psychosoziale Beratung und helfende Beziehungen, welche langfristig bzw. sogar auf Dauer angelegt sind. Diese Aufgabe stellt die Gesundheitsberatung vor Grenzen, ist sie doch als punktuelle und kurzfristige Invervention auf Wissensvermittlung, Klärung- und Entscheidungshilfe ausgerichtet. Die emotionale und biographische Dimension der Krankheitsbewältigung spielt hier eine eher untergeordnete Rolle (Schaeffer 2006, S.166 ff.). Eine Gesundheitsberatung kann und will dabei nicht die psychotherapeutische Führung oder die ärztliche Behandlung ersetzen- dies bleibt ausgebildeten Therapeuten und Ärzten vorbehalten (Schmid 2008, S. 29). Ein weiteres Problem stellen die noch nicht hinreichend geklärten Schnittstellen der Gesundheitsberatungsstellen dar. Gerade im Bereich der individuellen Patientenberatung kann es sein, dass sie im Einzelfall ihre Methodenkompetenz erweitern und sich in bestehende Versorgungsteams einbinden müssen. Gerade hierbei sind die Schnittstellen zu anderen Beratungsangeboten wie bspw. der „Lotsenfunktion" des Hausarztes und der des Case Managers dringend klärungsbedürftig (Schaeffer 2006, S.168). Patienten wollen auf der einen Seite als mündige Patient wahrgenommen werden, ist es ja auch das was das Versorgungswesen von ihnen erwartet. Anderseits sehen sie sich durch die Entscheidungslast alleine gelassen und können den an sie gestellten Erwartungen kaum gerecht werden. Sie erwartet daher in der Vielzahl für sie meist unverständlichen Entscheidungsmöglichkeiten in Behandlungs- und Versorgungsfragen eine Rückversicherung durch die Gesundheitsberatung. Dadurch entsteht eine Abhängigkeit des Patienten zu der Beratungsstelle, suchen die Patienten doch nicht nach neutralen Informationen sondern vielmehr nach Orientierung, Rat und direkten Empfehlungen. Diesem Wunsch nach vertrauenswürdigen Ratschlägen in Phasen tief greifender Verunsicherung und schwer zu bewältigenden Entscheidungslasten will und kann eine Gesundheitsberatung schon alleine aufgrund ihrer Neutralität nicht nachkommen. Zusätzlich ist es neben einem engagierten und empathischen Beratungshandeln schwierig zu erkennen, um welche Ratsuchenden es sich handelt: einen autonomen Patienten, einen verunsicherten Patienten oder ein reines Interesse an einer Zweitmeinung (Schaeffer 2006, S.169).

Beratungsstellen sollen wie gesagt die Selbsthilfekompetenzen und Partizipationschancen der Patienten stärken, auf Dauer langfristig unabhängig machen und dafür sorgen, dass gesundheitliche Herausforderungen eigenständig und selbstverantwortlich bewältigt werden. Soweit die Theorie. Durch diese Ausrichtung werden allerdings nur solche Patienten erreicht, die bereits über ein hohes Maß an Selbsthilfekompetenz und Partizipationschancen verfügen und diese durch die Gesundheitsberatung noch erweitern wollen. Alleine das Ausfindigmachen der Beratungsstelle und das Problem nachvollziehbar vorzustellen, benötigt ein gewisses Maß an Kenntnissen und Kompetenzen. Doch gerade vulnerable Patientengruppen - Patienten mit kognitiven Einschränkungen, demenziellen Erkrankungen, mit anderem ethnischen Hintergrund und unzureichenden Sprachkenntnissen oder auch Patienten mit geringer Bildung oder aus sozial schwachen Verhältnissen und nicht zu vergessen – Patienten mit Auswirkungen der Gesundheitsbeeinträchtigungen der KHK, haben damit erhebliche Probleme. Gerade diese Patientengruppen sind es allerdings, die in besonderer Weise auf Unterstützung angewiesen sind (Schaeffer 2006, S.170). An dieser Stelle sei auf die Tabelle 1 in Kapitel 2.1.3 verwiesen, in der man deutlich erkennt, dass gerade Mensch mit einem niedrigen sozialen Status im Lauf ihres Lebens mehr als doppelt so häufig an einer KHK erkranken als Menschen mit einem hohen sozialen Status. Bei Frauen ist dies im Vergleich sogar dreimal so oft der Fall (Bundesärztekammer et al. 2016, S.16). Zu sehr sind bestehende Beratungsangebote auf Patienten der Mittelschicht ausgerichtet und erreichen eben angesprochene Zielgruppen nicht oder nicht hinreichend (Schaeffer 2006 S.171). Als letzter kritischer Punkt ist zu nennen, dass allen Bemühungen einer Gesundheitsberatung zum Trotz, manche Patienten eine Förderung der Selbsthilfe und der Patizipation gar nicht möchten. Vielmehr sind sie schlicht an einer Lösung ihrer individuellen Probleme bzw. ihrer Alltagssorgen interessiert, die für sie eine unkomplizierte Lösung bedeuten, nicht viel an Veränderungsbereitschaft abverlangen und sich mit geringem Aufwand möglichst schnell umsetzen lassen. Hier ist zu überdenken, dass ein aktives Engagement in Sachen Selbsthilfekompetenzförderung, Partizipationschancen und eventueller Teilhabe an politischen Entscheidungsprozessen gelegentlich an den eigentlichen Bedürfnissen und Problemen der Patienten vorbei zielen (Schaeffer 2006, S.171 ff.). Das bestehende Angebot an Gesundheitsberatung wird von Nestmann als unbefriedigend beschrieben. Grund hierfür ist ein unklares Profil, diffuse Angeboten in der Gesundheitspraxis und keine bestehendns spezifisches und professionelles Leistungsprofil mit klaren Aufgabenfeldern und Qualitätsanforderungen (Nestmann et al. 2.Bd. 2007, S.1064).

4 Fazit

Gesundheitsberatung stellt einen wichtigen Teil der in Deutschland bislang unterrepräsentierten präventiv-verhaltensmodifizierenden Intervention dar und bietet den KHK -Patienten eine wichtige Anlaufstelle wenn es darum geht, ihnen bei der Krankheitsbewältigung und der Nutzung des Versorgungswesens zur Seite zu stehen, sie bei Entscheidungsfindungen und der Lösung von Problemen zu unterstützen und ihre Selbstmanagementkompetenz zu fördern. Der beratene Patient profitiert von positiven Effekten auf seinen Krankheitsverlauf, dem funktionellen Status und seines seelischen Befindens, um nur einige Aspekte zu nennen. Weiterhin ist er eher bereit, eine Lebensstilveränderung beizubehalten, er arbeitet besser mit den behandelnden Ärzten zusammen, vermeidet gesundheitsschädliches Verhalten und ist fähig, eigenverantwortlich und konstruktiv im Behandlungsprozess mitzuwirken und Behandlungsfehler zu vermeiden. Die genannten Aspekte wirken sich zusätzlich positiv auf die aufgeführten Probleme im Bereich des Versorgungswesens aus. Bestehende Informationsgefälle zwischen Nutzer und Akteur können ausgeglichen werden, ebenso bietet die Gesundheitsberatung eine wichtige Orientierungshilfe im unübersichtlichen Versorgungswesen. Sie kann helfen, eine bessere Patientenorientierung und einen Wandel des Patienten vom Objekt zum Subjekt herbeizuführen. Zusätzlich kann die mangelnde Versorgungskooridination durch eine Koordinierungs- und Steuerungsfunktion verbessert werden.

Betrachtet man allerdings die gesamten Anforderungen an den KHK –Patienten, der sich einer Krankheit gegenübersieht, die sein wichtigstes Organ betrifft, ihn für den Rest seines Lebens begleiten wird und durch die Vielzahl von beeinflussenden Faktoren kaum vorhersagbar ist, dann sind die genannten Aufgaben der Gesundheitsberatung zwar von zentraler Bedeutung aber eben nicht ausreichend, um bis ins Letzte auf patientenseitige Herausforderungen einzugehen. Hier ist eine langfristige Form der Unterstützung, angepasst auf die ganz individuelle Situation des Patienten gerade in schweren Phasen der Krankheit und dadurch ausgelösten Konfliktsituationen wichtig, die über die Möglichkeiten einer Gesundheitsberatung hinausgeht. Eine Gesundheitsberatung kann und will keine psychotherapeutische Führung oder ärztliche Behandlung ersetzen. Als weiter Grenze der Gesundheitsberatung ist zu nennen, dass sie ihrer Neutralität geschuldet, den KHK -Patienten die so oft gewünschte direkte Empfehlung nicht aussprechen kann. Auch darf bei einer Betrachtung der Grenzen einer Gesundheitsberatung hier nicht vergessen werden, dass bestehende Ansätze zumeist nicht die Zielgruppen ansprechen, die von der Krankheit KHK betroffen sind. Ebenso wünschen viele Patienten eben garnicht, sich als mündiger Patient im Versorgungswesen zu bewegen, womit die Ziele der Gesundheitsberatung an den eigentlichen Bedürfnissen und Problemen der Patienten vorbei zielen.

Diese Hausarbeit kann aufgrund ihres begrenzten Rahmens nur einen Einblick in die Herausforderungen der Krankheit KHK und den daraus resultierenden Potenzialen und Grenzen einer Gesundheitsberatung geben. Dabei ergeben sich noch viele weitere spannende Sachverhalte, die hier nicht bearbeitet werden konnten, die es aber wert wären näher betrachtet zu werden. Die Angst des Herzpatienten und damit einhergehend das Thema der Auswirkungen von Ungleichgewichten des inneren psychischen Millieus, der finanzielle Aspekt der Gesundheitsberatung, die Auswirkungen des positiven Krankheitsgewinnes durch KHK und eine Gesundheitsberatung für die Akteure des Versorgungswesens sind hier nur einige Beispiele. Zukünftig wird eine Gesundheitsberatung schon aufgrund der steigenden Zahlen chronisch kranker Menschen an Bedeutung gewinnen. Wichtig für eine verbesserte Versorgung von KHK -Patienten ist hierbei, auf die genannten Grenzen der Gesundheitsberatung einzugehen und diese in eine zukünftige Entwicklung mit einzubeziehen. Es gilt, einen genauen Begriff der Gesundheitsberatung zu definieren, ebenso wie einen genauen Beraterbegriff. Auch muss eine genaue Abgrenzung der Gesundheitsberatung zu anderen Disziplinen im Gesundheitswesen geschaffen werden, um hier Schnittstellen klar abgrenzen zu können. Eine zukünftige Weiterentwicklung der Wirksamkeitsforschung ist hier elementar, steht diese doch noch aufgrund großer Diskrepanzen zwischen Wissenschaft und bewährter Praxis und aufgrund ungenügend vorliegender wissenschaftlicher Daten in den Anfängen (Warschburger 2009, S. 55).

Nach der vorausgegangenen wisschenschaftlichen Betrachtung von Gesundheit und Krankheit im Bezug auf Potenziale und Grenzen der gesundheitsberaterischen Versorgung von KHK - Patienten, möchte die Autorin nun mit einem philosophischen Perspektivenwechsel durch die Worte von Andre Gide diese Hausarbeit schließen:

„Ich glaube, dass Krankheiten Schlüssel sind, die uns gewissen Tore öffnen können.

Ich glaube, es gibt gewisse Tore, die einzig die Krankheit öffnen kann.

Es gibt jedenfalls einen Gesundheitszustand, der es uns nicht erlaubt, alles zu verstehen.

Vielleicht verschließt uns die Krankheit einige Wahrheiten.

Ebenso verschließt uns die Gesundheit andere, oder führt uns davon weg,

so dass wir uns nichtmehr darum kümmern.

Ich habe unter denen, die sich einer unerschütterlichen Gesunheit erfreuen,

noch keinen getroffen, der nicht nach irgendeiner Seite hin ein bisschen beschränkt gewesen

wäre- wie solche, die nie gereist sind. „ (Gide in Franke 2010, S.257)

5 Literaturverzeichnis

Bundesärztekammer, Kassenärztliche Bundesvereinigung, Arbeitsgemeinschaft der Wissenschaftlichen Medizinischen Fachgesellschaften (Hrsg.) (2016): *Nationale VersorgungsungsLeitlinie Chronische KHK. Langfassung.* 4. Auflage, 2016 Version 1. Berlin: ÄZQ – Redaktion Nationale VersorgungsLeitlinien S.8- 121

Bertelsmann Stiftung (2006) **In**: Schmid, E., Weatherly, J., Meyer-Lutterloh, K., Seiler, R., Lägel, R. (2008): *Patientencoaching. Gesundheitscoaching. Case Management: Methoden im Gesundheitsmanagement von morgen.* Berlin: Medizinisch Wissenschaftliche Verlagsgesellschaft S.92 ff.

Domsch, H./ Lohaus, A. (2009): *Gesundheitsberatung* **In**: Warschburger, P. (Hrsg.) (2009): *Beratungspsychologie.* Heidelberg: Springer Medizin Verlag S.154- 168

Faltermeier, T. (2007): *Gesundheitsberatung.* **In**: Nestmann, F./ Engel, F./ Sickendiek, U. (Hrsg.) (2007): *Das Handbuch der Beratung. Band 2. Ansätze, Methoden und Felder.* Tübingen: dgbt- Verlag S.1063- 1080

Gide, A. **In**: Franke, A. (2010): *Lehrbuch Gesundheitswissenschaften. Modelle von Gesundheit und Krankheit. 2.überarbeitete und erweiterte Auflage.* Bern: Verlag Hans Huber S.257

Greten, H. (2005): *Innere Medizin. Verstehen- Lernen- Anwenden.* 12. Komplett überarbeitete Auflage. Stuttgart/ New York: Georg Thieme Verlag S.2-54

Greten, H./ Rinninger, F./ Greten, T. (2010): *Innere Medizin.* 13.Auflage. Stuttgart/ New York: Georg Thieme Verlag S.40- 61

Herold, G. und Mitarbeiter (2015): *Innere Medizin.* Köln: Gerd Herold (Hg.) S.237- 278

Kühn, D./ Luxem, J./ Runggaldier, K. (2010): *Rettungsdienst heute. Spezielle Notfallmedizin.* München: Elsevier Urban und Fischer S.395

Küver, C./ Becker, A./ Ludt, S. (2008): *Beratung und Schulung von Menschen mit chronischen Krankheiten* **In**: *DEGAM Serie Betreuung von Menschen mit chronischen Krankheiten.* Stuttgart und New York: Georg Thieme Verlag S.471

Kofal, C./ Nickel, S./ Höhne, A. (2011) **In**: Böcken, J./ Braun, B./ Repschläger, U. (Hrsg.) (2011): *Gesundheitsmonitor 2011. Bürgerorientierung im Gesundheitswesen. Kooperationsprojekt der Bertelsmann Stiftung und der BARMER GEK.* Gütersloh: Verlag Bertelsmann Stiftung S.133

Nestmann, F./ Engel, F./ Sickendiek, U. (Hrsg.) (2004): *Das Handbuch der Beratung. Band 1. Disziplinen und Zugänge.* Tübingen: dgvt- Verlag S. 33

Nestmann, F./ Engel, F./ Sickendiek, U. (Hrsg.) (2007): *Das Handbuch der Beratung. Band 2. Ansätze, Methoden und Felder*. Tübingen: dgbt- Verlag S. 599

Nestmann, F./ Engel, F.(Hrsg.) (2002): *Die Zukunft der Beratung*. Tübingen: dgvt- Verlag S.122

Robert Koch Institut und die Gesellschaft der epidemiologischen Krebsregister in Deutschland e.V. (2013): *Krebs in Deutschland 2009/2010*. Berlin: Verlag Robert Koch Institut

Sachverständigenrat (2002) Band III.2, S.34ff. **In**: Nittel, D.; Seltrecht, A. (2013): *Krankheit: Lernen im Ausnahmezustand? Brustkrebs und Herzinfarkt aus interdisziplinärer Perspektive*. Berlin Heidelberg: Springer Verlag S. S.36ff.

Schaeffer D./ Dierks, M./ Ewers, M./ Hurrelmann, K./ Länger, C./ Linssen,R./ Schmidt-Kaehler, S./ Seidel, G./ Wienold, M./ Wohlfahrt,N. (2003): *Evaluation der Modellprojekte zur Patienten- und Verbraucherberatung nach § 65 b Sozialbesetzbuch V. Erster Bericht der wissenschaftlichen Begleitforschung für die Spitzenverbände der GKV*. Bielefeld: Fakultät für Gesundheitswissenschaften der Universität Bielefeld S.1-116

Schaeffer, D./ Schmidt- Keahler, S. (Hrsg.) (2006): Lehrbuch Gesundheitswissenschaften. Lehrbuch Patientenbeartung. Bern: Verlag Hans Huber S.7-197

Scheidt- Nave, C.(2010): *Chronische Erkrankungen – Epidemiologische Entwicklung und die Bedeutung für die öffentliche Gesundheit*. **In**: Public Health Forum 18

Sickendiek, U./ Engel, F./ Nestmann, F. (2008): *Grundlagentexte soziale Arbeit. Beratung. Eine Einführung in sozialpädagogische und psychosoziale Beratungsansätze*. Weinheim und München: Juventa Verlag S.93. 112

Schmid, E./ Weatherly, J./ Meyer-Lutterloh, K./ Seiler, R./ Lägel, R. (2008): *Patientencoaching. Gesundheitscoaching. Case Management: Methoden im Gesundheitsmanagement von morgen*. Berlin: Medizinisch Wissenschaftliche Verlagsgesellschaft S.7

Schmidt- Keahler, S. (2007): *Praxisleitfaden Patientenberatung. Planung, Umsetzung und Evaluation. Gütersloh*: Verlag Bertelsmann Stiftung S. 7-73

Tewes, U. (2011): *Die Ängste der Herzpatienten. Ängste und Angstverarbeitung bei Herzerkrankungen*. Bergisch Gladbach: Verlag Andreas Kohlhage 13-175

Warschburger, P. (Hrsg.) (2009): *Beratungspsychologie*. Heidelberg: Springer Medizin Verlag S.5- 167

World Health Organisation (1984) **In**: Warschburger, P. (Hrsg.) (2009): *Beratungspsychologie*. Heidelberg: Springer Medizin Verlag S. 154

Internetquellen

AOK Bundesverband (2016): Lexikon. Disease Management Programme.
http://aok-bv.de/lexikon/d/index_00296.html
Abgerufen 11.08.2016

Bundesministerium für Justiz und Verbraucherschutz (2016): *Sozialgesetzbuch* (SGB) Fünftes Buch (V) - Gesetzliche Krankenversicherung - (Artikel 1 des Gesetzes v. 20. Dezember 1988, BGBl. I S. 2477) § 65b Förderung von Einrichtungen zur Verbraucher- und Patientenberatung
https://www.gesetze-im-internet.de/sgb_5/__65b.html
Abgerufen am 09.08.2016

Bundesministerium für Justiz und Verbraucherschutz (2016): *Sozialgesetzbuch* (SGB) Fünftes Buch (V) - Gesetzliche Krankenversicherung - (Artikel 1 des Gesetzes v. 20. Dezember 1988, BGBl. I S. 2477) § 1 Solidarität und Eigenverantwortung
https://www.gesetze-im-internet.de/sgb_5/__1.html
Abgerufen am 09.08.2016

Destatis (2016):
https://www.genesis.destatis.de/genesis/online;jsessionid=EBFE99807BF9EC08D0495F2E8A EF5775.tomcat_GO_2_3?operation=previous&levelindex=2&levelid=1469625177490&step=
Zugriff am 27.07.2016

Kassenärztliche Bundesvereinigung (2016): *Disease Management Programme.*
http://www.kbv.de/html/dmp.php
Abgerufen am 11.08.2016

Robert Koch Institut (2016): *Gesundheitsmonitoring. Chronische Erkrankungen.* Berlin
http://www.rki.de/DE/Content/Gesundheitsmonitoring/Themen/Chronische_Erkrankungen/Ch ronische_Erkrankungen_node.html
Zugriff am 26.07.2016

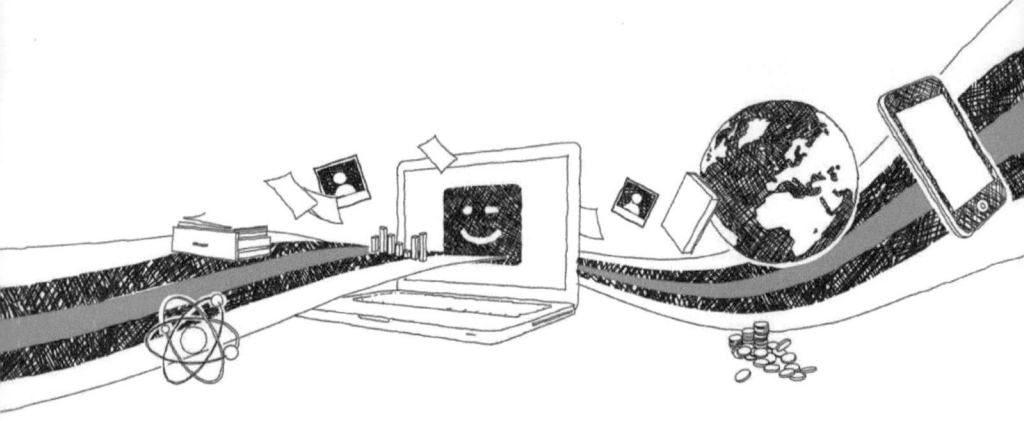
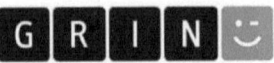